Il Manuale per Comprendere E Gestire La Dipendenza

0

Cos'è La Dipendenza?

La dipendenza è un disturbo cerebrale cronico caratterizzato dall'ingaggio compulsivo in stimoli gratificanti nonostante le conseguenze avverse. Viene considerata una malattia poiché comporta cambiamenti nella struttura e nella funzione del cervello, che possono portare alla perdita di controllo sul comportamento in questione.

La dipendenza può assumere molte forme, tra cui la dipendenza alle sostanze (come alcol, droghe o nicotina) e la dipendenza comportamentale (come al gioco d'azzardo, il sesso o lo shopping). La caratteristica definitoria della dipendenza è l'uso continuato di una sostanza o l'ingaggio in un comportamento nonostante le conseguenze negative.

Quando qualcuno è dipendente, ha un forte desiderio o bisogno di impegnarsi nel comportamento e può sperimentare sintomi di astinenza se cerca di smettere. Possono anche sviluppare una tolleranza, il che significa che hanno bisogno di più della sostanza o del comportamento per ottenere gli stessi effetti.

La dipendenza può avere un'ampia gamma di effetti negativi sulla salute fisica e mentale di un individuo, nonché sulle loro relazioni, finanze e benessere generale. È una condizione complessa che è influenzata da una varietà di fattori tra cui genetica, ambiente e storia personale.

È importante notare che la dipendenza non è una scelta o un fallimento morale, ma una condizione medica cronica che può essere trattata con l'aiuto professionale, il supporto e gli strumenti giusti.

Tipi Di Dipendenza

Esistono vari tipi di dipendenza, che possono essere ampiamente classificati in due categorie: dipendenza alle sostanze e dipendenza comportamentale.

Dipendenza alle sostanze: Questo tipo di dipendenza si verifica quando un individuo diventa dipendente fisicamente e/o psicologicamente da una sostanza come droghe, alcol o nicotina. Alcuni esempi di dipendenza alle sostanze includono:

> *Dipendenza all'alcol:* caratterizzata dal consumo eccessivo di alcol che porta a problemi di salute fisica e mentale, nonché al funzionamento sociale e lavorativo.

Dipendenza alle droghe: caratterizzata dall'uso eccessivo di droghe come oppiacei, cocaina, marijuana e anfetamine, che possono portare a dipendenza fisica, sintomi di astinenza e una serie di effetti negativi sulla salute e il benessere.

Dipendenza alla nicotina: caratterizzata dall'uso compulsivo di prodotti del tabacco, che possono portare a dipendenza fisica e sintomi di astinenza quando un individuo cerca di smettere.

Dipendenza comportamentale: Questo tipo di dipendenza si verifica quando un individuo diventa compulsivamente impegnato in un comportamento come il gioco d'azzardo, lo shopping, il sesso o l'uso di internet, nonostante le conseguenze negative. Alcuni esempi di dipendenza comportamentale includono:

Dipendenza al gioco d'azzardo: caratterizzata dal gioco d'azzardo eccessivo che porta a problemi finanziari, relazionali e di salute mentale.

Dipendenza allo shopping: caratterizzata dallo shopping eccessivo che porta a problemi finanziari e relazionali.

Dipendenza al sesso: caratterizzata da comportamenti sessuali compulsivi che portano a problemi di relazione e di salute mentale.

Dipendenza all'Internet: caratterizzata dall'uso eccessivo di

Internet che porta a problemi di relazione, di funzionamento lavorativo e di salute mentale.

È importante notare che la dipendenza può spesso manifestarsi come una combinazione di dipendenza alle sostanze e dipendenza comportamentale, questa condizione è nota come "disturbo concomitante" o "dual diagnosis". Ad esempio, un individuo potrebbe essere dipendente sia dall'alcol che dal gioco d'azzardo, o dalle droghe e dall'uso di Internet.

È anche importante notare che la dipendenza è una condizione complessa che può manifestarsi in modo diverso in diversi individui e che può esserci un sovrapporsi tra diversi tipi di dipendenza.

L'Impatto Della Dipendenza Su Individui E Società

La dipendenza può avere un impatto significativo sugli individui e sulla società, sia in termini di salute fisica e mentale, che di benessere sociale ed economico.

Salute fisica: la dipendenza può portare a una serie di problemi di salute fisica, tra cui danni agli organi, malattie croniche e aumento del rischio di lesioni e morte. Ad esempio, la dipendenza all'alcol e alle droghe può portare a danni al fegato, malattie cardiache e aumento del rischio di overdose, mentre la dipendenza al fumo può portare a cancro ai polmoni e ad altri problemi respiratori. la dipendenza comportamentale, come la dipendenza all'Internet, può portare a problemi fisici come mal di schiena, sindrome del tunnel carpale e affaticamento degli occhi.

Salute mentale: la dipendenza può anche avere un impatto significativo sulla salute mentale, portando a una serie di disturbi mentali come depressione, ansia e psicosi. Ad esempio, le persone con dipendenza all'alcol possono sperimentare depressione e ansia, mentre le persone con dipendenza alle droghe possono sperimentare psicosi e altri problemi di salute mentale. la dipendenza comportamentale può anche portare a disturbi di salute mentale come depressione e ansia.

Benessere sociale ed economico: la dipendenza può anche avere un impatto significativo sul benessere sociale ed economico, portando a problemi con le relazioni, l'occupazione e le finanze. Ad esempio, la dipendenza può portare alla perdita del lavoro, problemi finanziari e tensioni nelle relazioni, oltre che ad un aumento del rischio di senzatetto e povertà. la dipendenza può anche portare a problemi legali, come l'arresto e l'incarcerazione.

Impatto sulla società: la dipendenza ha anche un impatto significativo sulla società nel suo insieme. I costi della dipendenza in termini di assistenza sanitaria, giustizia penale e produttività persa sono enormi. Inoltre, la dipendenza può portare ad un aumento del crimine, senzatetto e povertà, che possono ulteriormente gravare sulle risorse della società.

È importante notare che la dipendenza è una condizione complessa e sfaccettata che può avere un impatto diverso e in misura diversa sugli individui. È anche importante notare che la dipendenza può essere un circolo vizioso che può essere difficile da interrompere senza l'aiuto professionale, il supporto e gli strumenti giusti.

Comprendere Le Cause Della Dipendenza

Fattori Biologici Che Causano la Dipendenza

Ci sono vari fattori biologici che possono contribuire allo sviluppo della dipendenza, tra cui genetica, chimica cerebrale e cambiamenti nella struttura e nella funzione del cervello.

Genetica: Studi hanno dimostrato che la dipendenza può essere ereditata, suggerendo che c'è un componente genetico nello sviluppo della dipendenza. I ricercatori hanno identificato geni specifici che possono aumentare il rischio di sviluppare la dipendenza, ma è importante notare che la genetica non è l'unico fattore e che la dipendenza è un disturbo complesso influenzato da molti fattori.

Chimica cerebrale: la dipendenza è strettamente legata ai cambiamenti nella chimica del cervello, in particolare nelle aree del cervello che sono coinvolte nella ricompensa, nella motivazione e nella memoria. Quando un individuo usa una sostanza o si impegna in un comportamento che è dipendente, scatena il rilascio di sostanze chimiche nel cervello come la dopamina, che porta a sensazioni di piacere ed euforia. Nel tempo, il cervello può abituarsi a questi livelli elevati di dopamina e di altre sostanze chimiche, portando al bisogno di più della sostanza o del comportamento per ottenere gli stessi effetti.

Struttura e funzione del cervello: la dipendenza può portare a cambiamenti nella struttura e nella funzione del cervello, in particolare nelle aree che sono coinvolte nel prendere decisioni, nel controllo degli impulsi e nella memoria. La ricerca ha dimostrato che l'uso cronico di sostanze può portare a cambiamenti nella materia bianca del cervello, che possono influenzare la comunicazione tra diverse regioni del cervello e possono compromettere il prendere decisioni e il controllo degli impulsi.

È importante notare che questi fattori biologici possono interagire con altri fattori come l'ambiente, la storia personale e le condizioni di salute mentale per influenzare lo sviluppo della dipendenza. Inoltre, non tutti gli individui esposti agli stessi fattori di rischio svilupperanno la dipendenza e che la dipendenza è un disturbo complesso influenzato da molti fattori.

Fattori Psicologici Che Causano la Dipendenza

Ci sono vari fattori psicologici che possono contribuire allo sviluppo della dipendenza, tra cui stress, traumi e condizioni di salute mentale.

Lo stress: Lo stress può essere un fattore di rischio significativo per la dipendenza, poiché gli individui possono rivolgersi a sostanze o comportamenti come un modo per far fronte allo stress e alle emozioni negative. Lo stress cronico può anche portare a cambiamenti nella chimica e nella struttura del cervello, aumentando il rischio di dipendenza.

Trauma: Il trauma, come abuso fisico, emotivo o sessuale, può aumentare il rischio di dipendenza. Il trauma può portare a cambiamenti nella chimica e nella struttura del cervello, così come a problemi di salute mentale ed emotivi, che possono aumentare il rischio di dipendenza.

Condizioni di salute mentale: Le condizioni di salute mentale come depressione, ansia e PTSD possono aumentare il rischio di dipendenza. Queste condizioni possono portare a cambiamenti nella chimica e nella struttura del cervello, così come a problemi di salute mentale ed emotivi, che possono aumentare il rischio di dipendenza.

Bassa autostima o scarsa stima di sé: Gli individui che hanno una scarsa autostima, una bassa stima di sé o sentimenti di inadeguatezza possono essere più propensi a rivolgersi a sostanze o comportamenti come modo per far fronte a questi sentimenti.

Eventi della vita: Gli eventi della vita come la disoccupazione, la perdita di una persona cara o problemi nelle relazioni, possono aumentare il rischio di dipendenza. Questi eventi possono portare a stress e disagio emotivo, aumentando il rischio di dipendenza.

Fattori sociali: I fattori sociali come la pressione dei pari, le influenze culturali e la facile accessibilità a sostanze o comportamenti dipendenti possono anche contribuire allo sviluppo della dipendenza.

È importante notare che questi fattori psicologici possono interagire con altri fattori come la biologia, l'ambiente e la storia personale per influenzare lo sviluppo della dipendenza. Inoltre, non tutti gli individui esposti agli stessi fattori di rischio svilupperanno la dipendenza e che la dipendenza è un disturbo complesso influenzato da molti fattori.

Fattori Sociali E Ambientali Che Causano la Dipendenza

Ci sono vari fattori sociali ed ambientali che possono contribuire allo sviluppo della dipendenza, tra cui dinamiche familiari, influenze culturali e accesso a sostanze o comportamenti.

Le dinamiche familiari: Le dinamiche familiari possono giocare un ruolo significativo nello sviluppo della dipendenza. Ad esempio, una storia familiare di dipendenza può aumentare il rischio di sviluppare la dipendenza, così come crescere in un ambiente in cui l'abuso di sostanze o comportamenti dipendenti è presente. Inoltre, la mancanza di comunicazione, il mancato supporto emotivo e l'elevato livello di conflitto all'interno della famiglia possono aumentare il rischio di dipendenza.

Influenze culturali: Le influenze culturali possono anche giocare un ruolo nello sviluppo della dipendenza. Ad esempio, le norme culturali riguardo all'uso di sostanze e alla dipendenza possono variare ampiamente e l'origine culturale di un individuo può influenzare il suo rischio di sviluppare la dipendenza. Inoltre, le influenze culturali possono anche influenzare i tipi di sostanze o comportamenti ai quali un individuo è esposto e il livello di stigma associato alla dipendenza in una cultura particolare.

Accesso a sostanze o comportamenti: L'accesso a sostanze o comportamenti dipendenti può anche aumentare il rischio di dipendenza. Ad esempio, l'accesso facile a droghe o alcol, o la vicinanza a luoghi di gioco d'azzardo possono aumentare il rischio di dipendenza. Inoltre, la disponibilità e il marketing di alcune sostanze e comportamenti possono anche influenzare il rischio di sviluppare la dipendenza.

Stato socio-economico: Lo stato socio-economico può anche giocare un ruolo nello sviluppo della dipendenza. Ad esempio, gli individui provenienti da un basso stato socio-economico possono essere più propensi a sviluppare la dipendenza a causa di fattori come la povertà, la mancanza di istruzione e il limitato accesso alle cure mediche e ad altre risorse.

Trauma ed Esperienze Negative dell'Infanzia (ACE): Il trauma e le

Esperienze Negative dell'Infanzia (ACE) possono anche aumentare il rischio di dipendenza. Il trauma e le ACE possono portare a problemi di salute mentale ed emotiva, aumentando il rischio di dipendenza.

È importante notare che questi fattori sociali ed ambientali possono interagire con altri fattori come la biologia, la psicologia e la storia personale per influenzare lo sviluppo della dipendenza. Inoltre, non tutti gli individui esposti agli stessi fattori di rischio svilupperanno la dipendenza e che la dipendenza è un disturbo complesso influenzato da molti fattori.

Identificare E Valutare la Dipendenza

Segni E Sintomi

I segni e i sintomi della dipendenza possono variare a seconda del tipo di dipendenza, ma ci sono alcune caratteristiche comuni che sono generalmente associate alla dipendenza.

I segni fisici: I segni fisici della dipendenza possono includere cambiamenti nel peso o nell'appetito, cambiamenti nei modelli di sonno, scarsa igiene e un aumento di malattie o lesioni fisiche. Inoltre, possono esserci segni fisici dell'uso di sostanze, come occhi arrossati, discorso incomprensibile e segni di iniezione sulla pelle.

I segni comportamentali: i segni comportamentali della dipendenza possono includere cambiamenti nella performance lavorativa o scolastica, problemi finanziari, problemi legali e problemi con le relazioni. Inoltre, possono esserci cambiamenti nei modelli di uso di sostanze o nell'interesse per comportamenti compulsivi, come l'uso di una sostanza in quantità maggiore o l'interesse per un comportamento compulsivo più frequente.

I segni emotivi: i segni emotivi della dipendenza possono includere sbalzi d'umore, irritabilità, depressione e ansia. Le persone con dipendenza possono anche avere scarsa motivazione per gli hobby o le attività che un tempo amavano, e possono diventare isolate da amici e familiari.

I segni cognitivi: i segni cognitivi della dipendenza possono includere cambiamenti nella memoria, difficoltà di concentrazione e problemi di decisione e di controllo degli impulsi.

Tolleranza e astinenza: Tolleranza e astinenza sono anche sintomi comuni della dipendenza. La tolleranza si riferisce alla necessità di una maggiore quantità di sostanza o comportamento per ottenere gli stessi effetti. L'astinenza si riferisce ai sintomi fisici e psicologici che si manifestano quando un individuo smette di usare una sostanza o di impegnarsi in un comportamento.

È importante notare che non tutti gli individui con dipendenza sperimentano tutti questi segni e sintomi, e che la gravità e la durata di questi segni e sintomi possono variare ampiamente. Inoltre, la dipendenza può essere un disturbo cronico che può manifestarsi in modo diverso in individui diversi, ed è importante cercare aiuto professionale per diagnosticare e trattare la dipendenza.

Strumenti Di Diagnosi E Valutazione

La diagnosi della dipendenza comporta una valutazione completa che include una valutazione medica e psicologica, nonché una revisione della storia medica e familiare dell'individuo.

La valutazione medica e psicologica: una valutazione medica e psicologica di solito include un esame fisico, test di laboratorio e un'intervista con un professionista sanitario. Il professionista sanitario chiederà informazioni sull'uso di sostanze o sulla partecipazione a comportamenti dipendenti dell'individuo, nonché su eventuali problemi di salute fisica o mentale correlati. Chiederanno anche informazioni sulla storia familiare di dipendenza e su eventuali precedenti trattamenti per la dipendenza.

Questionari di autovalutazione: i questionari di autovalutazione sono uno strumento di valutazione comunemente usato per la dipendenza. Questi questionari chiedono tipicamente informazioni sull'uso di sostanze o sulla partecipazione a comportamenti dipendenti dell'individuo, nonché su eventuali problemi di salute fisica o mentale correlati. Alcuni esempi di questionari di autovalutazione comunemente usati includono il questionario CAGE, il Test di identificazione dei disturbi da uso di alcol (AUDIT) e il Test di screening per l'abuso di sostanze (DAST).

Osservazione comportamentale: l'osservazione comportamentale può anche essere utilizzata per valutare la dipendenza. Ciò può includere l'osservazione del comportamento dell'individuo in diversi contesti, come il lavoro o la casa, e notare eventuali segni di uso di sostanze o di partecipazione a comportamenti dipendenti.

Indice di gravità della dipendenza (ASI): l'Indice di gravità della dipendenza (ASI) è uno strumento di valutazione ampiamente utilizzato che aiuta a identificare la gravità della dipendenza, nonché eventuali problemi correlati nelle aree medica, occupazionale, legale, familiare/sociale e psichiatrica.

Valutazione basata su interviste: la valutazione basata su interviste, come il Diagnostic Interview Schedule for DSM-5 (DIS-5) o lo Structured Clinical Interview for DSM-5 (SCID-5), viene utilizzata anche come strumento diagnostico per la dipendenza. Queste valutazioni sono condotte da professionisti della salute mentale addestrati e includono domande sull'uso di sostanze o sulla partecipazione a comportamenti dipendenti dell'individuo, nonché su eventuali problemi di salute fisica o mentale correlati.

È importante notare che la diagnosi di dipendenza è un processo complesso che coinvolge più passaggi e l'uso di diversi strumenti di valutazione. Inoltre, la diagnosi di dipendenza dovrebbe essere effettuata da un professionista sanitario qualificato, come un medico, uno psichiatra o uno psicologo.

Differenziare la Dipendenza Da Altre Condizioni Di Salute Mentale

Distinguere la dipendenza da altre condizioni di salute mentale può essere difficile, poiché spesso la dipendenza si presenta insieme ad altre condizioni di salute mentale e i sintomi possono sovrapporsi. Tuttavia, ci sono alcune differenze chiave che possono aiutare a distinguere la dipendenza da altre condizioni di salute mentale.

Compulsione: L'addiction è caratterizzata da un coinvolgimento compulsivo in una sostanza o comportamento nonostante le conseguenze negative, mentre altre condizioni di salute mentale come l'ansia o la depressione non sono caratterizzate da un comportamento compulsivo.

Tolleranza e astinenza: L'addiction è caratterizzata dalla tolleranza e dall'astinenza, che non sono tipicamente presenti in altre condizioni di salute mentale. La tolleranza si riferisce alla necessità di più sostanza o comportamento per ottenere gli stessi effetti, mentre l'astinenza si riferisce ai sintomi fisici e psicologici che si verificano quando un individuo smette di usare una sostanza o di impegnarsi in un comportamento.

Impatto sulla vita quotidiana: L'addiction può avere un impatto significativo sulla vita quotidiana di un individuo, inclusi problemi con il lavoro o la scuola, le finanze e le relazioni, mentre altre condizioni di salute mentale come l'ansia o la depressione potrebbero non avere un impatto così profondo sulla vita quotidiana.

Trattamento: L'addiction viene tipicamente trattata con una combinazione di farmaci, terapie comportamentali e gruppi di supporto, mentre altre condizioni di salute mentale vengono trattate con una combinazione di farmaci e psicoterapia.

Valutazione medica e psicologica: Una valutazione medica e psicologica può aiutare a identificare i sintomi e le caratteristiche specifiche dell'addiction, nonché eventuali condizioni di salute mentale concomitanti.

È importante notare che la dipendenza è un disturbo complesso che può manifestarsi in modo diverso in diverse persone, e che la diagnosi di dipendenza dovrebbe essere fatta da un professionista sanitario qualificato, come un medico, uno psichiatra o uno psicologo. Inoltre, è importante notare che la co-occorrenza di dipendenza e disturbi mentali è comune e dovrebbe essere trattata insieme per un risultato migliore.

Opzioni Di Trattamento per la Dipendenza

Trattamenti Farmacologici

Ci sono diversi farmaci che possono essere utilizzati per trattare l'addiction, che possono essere ampiamente suddivisi in tre gruppi principali:

Farmaci per la disintossicazione: questi farmaci vengono utilizzati per aiutare gli individui a ritirarsi in modo sicuro e confortevole da una sostanza. Gli esempi includono il metadone per l'addiction agli oppiacei, il buprenorfina per l'addiction agli oppiacei e il naltrexone per l'addiction agli oppiacei e all'alcol.

Farmaci per la terapia di mantenimento: questi farmaci vengono utilizzati per aiutare gli individui a mantenere l'astinenza da una sostanza, riducendo le voglie e diminuendo il rischio di ricaduta. Gli esempi includono il metadone e la buprenorfina per l'addiction agli oppiacei e il naltrexone per l'addiction agli oppiacei e all'alcol.

Farmaci per specifiche dipendenze da sostanze: alcuni farmaci sono specifici per il trattamento di un certo tipo di dipendenza da sostanze, come la vareniclina per la cessazione del fumo e l'acamprosato e il disulfiram per l'addiction all'alcol.

È importante notare che i farmaci dovrebbero essere combinati con terapia comportamentale, consulenza e altre forme di supporto per ottenere il miglior risultato possibile. Inoltre, la scelta del farmaco dipenderà dalla sostanza utilizzata e dalle specifiche esigenze e circostanze dell'individuo. Il trattamento dovrebbe essere personalizzato alle esigenze specifiche del paziente e monitorato attentamente da un professionista sanitario per garantire sicurezza ed efficacia.

Le Terapie Comportamentali

Ci sono diverse terapie comportamentali che possono essere utilizzate per trattare la dipendenza, che possono essere suddivise in tre gruppi principali:

Terapia cognitivo-comportamentale (CBT): questa terapia mira ad aiutare gli individui a comprendere i pensieri e i sentimenti che contribuiscono alla loro dipendenza e a sviluppare nuove capacità di coping per affrontare questi pensieri e sentimenti. La CBT può essere svolta individualmente o in un contesto di gruppo.

Gestione delle contingenze: questa terapia utilizza un sistema basato sulle ricompense per rafforzare il comportamento positivo e scoraggiare l'uso di sostanze. Ad esempio, un individuo può guadagnare buoni o premi per rimanere astinente da una sostanza, che possono essere scambiati per beni o servizi tangibili.

MI (Intervista Motivazionale): questa terapia mira ad aiutare gli individui a superare l'ambivalenza sul cambiamento e ad aumentare la motivazione a cambiare il loro comportamento di uso di sostanze. L'Intervista Motivazionale è un metodo diretto e centrato sul cliente per migliorare la motivazione intrinseca al cambiamento, esplorando e risolvendo l'ambivalenza.

Terapie familiari: le terapie familiari mirano a coinvolgere i membri della famiglia nel processo di trattamento e ad affrontare eventuali problemi che potrebbero contribuire all'insorgere della dipendenza. La terapia familiare può essere utile per migliorare la comunicazione, le capacità di risoluzione dei problemi e il sostegno emotivo.

Terapie di gruppo: le terapie di gruppo forniscono un ambiente di supporto in cui gli individui possono condividere le proprie esperienze, imparare dagli altri e ricevere feedback e supporto. Le terapie di gruppo possono essere utili per aumentare il supporto sociale, costruire l'autostima e ridurre i sentimenti di isolamento.

È importante notare che le terapie comportamentali devono essere personalizzate e adattate alle esigenze specifiche del paziente, e che il trattamento dovrebbe essere somministrato da professionisti qualificati e addestrati e combinato con altre forme di supporto come la medicazione, la consulenza e i gruppi di auto-aiuto per ottenere i migliori risultati.

Gruppi Di Supporto E Auto-Aiuto

Ci sono diversi gruppi di supporto e di auto-aiuto che possono essere utilizzati per trattare la dipendenza. Questi includono:

Programmi a 12 passi: i programmi di supporto per il trattamento della dipendenza più conosciuti e ampiamente utilizzati sono i programmi a 12 passi, come Alcolisti Anonimi (AA) e Narcotici Anonimi (NA). Questi programmi si basano sull'idea di un supporto reciproco e includono un insieme di principi e pratiche per il recupero. Sono progettati per fornire una comunità di individui in recupero che offrono un approccio strutturato al recupero che include incontri regolari, patrocinio e lavoro sui 12 passi.

SMART Recovery: questo programma di auto-aiuto si basa sulla terapia cognitivo-comportamentale e sulla terapia razionale emotiva e si concentra sull'abilitare gli individui a prendere il controllo del proprio recupero.

Organizzazioni laiche per la sobrietà (SOS): questo programma di auto-aiuto si concentra sull'abilitare gli individui a prendere il controllo del proprio recupero e non include componenti spirituali o religiosi.

Donne per la sobrietà (WFS): questo programma di auto-aiuto è specifico per le donne che si stanno riprendendo dalla dipendenza e si concentra su affrontare le sfide uniche che le donne possono incontrare nel recupero.

LifeRing Secular Recovery: questo programma di auto-aiuto si concentra sull'abilitare gli individui a prendere il controllo del proprio recupero e non include componenti spirituali o religiosi.

È importante notare che i gruppi di supporto e di auto-aiuto possono fornire una preziosa fonte di supporto ed incoraggiamento per le persone in fase di recupero, ma non dovrebbero essere utilizzati come unico trattamento per la dipendenza. Dovrebbero essere utilizzati in combinazione con altre forme di trattamento come la medicina e le terapie comportamentali, e gestiti da professionisti qualificati. Possono anche essere utilizzati come un supplemento al trattamento, fornendo una rete di pari in fase di recupero, un senso di comunità e un luogo in cui condividere esperienze e ricevere supporto emotivo.

Terapie Complementari E Alternative

Ci sono diverse terapie complementari e alternative che possono essere utilizzate per trattare la dipendenza:

Le terapie mente-corpo: Queste terapie mirano ad affrontare la connessione tra la mente e il corpo e possono includere pratiche come lo yoga, la meditazione e la consapevolezza. Queste terapie possono essere utili per ridurre lo stress e l'ansia, migliorare il benessere emotivo e promuovere il rilassamento.

Integratori alimentari ed erboristici: Alcuni integratori alimentari ed erboristici possono essere utilizzati per aiutare gli individui a gestire i sintomi dell'abuso di sostanze e del sequestro. Ad esempio, gli acidi grassi omega-3 possono essere utilizzati per aiutare a ridurre l'infiammazione nel cervello, e la N-acetilcisteina (NAC) può essere utilizzata per aiutare a ridurre le voglie.

L'agopuntura: L'agopuntura è una medicina tradizionale cinese che prevede l'inserimento di sottili aghi in punti specifici del corpo. Può essere utile per ridurre le voglie, gestire i sintomi di astinenza e migliorare il benessere generale.

Terapie artistiche e musicali: Queste terapie utilizzano tecniche creative ed espressive come la pittura, il disegno, la danza o la musica per esplorare ed esprimere emozioni e sentimenti, e possono essere utili per ridurre lo stress, l'ansia e la depressione.

È importante notare che le terapie complementari e alternative dovrebbero essere utilizzate in combinazione con altre forme di trattamento come la terapia farmacologica e comportamentale, e devono essere gestite da professionisti qualificati. Inoltre, è importante essere consapevoli che alcune terapie complementari e alternative possono avere rischi e effetti collaterali potenziali, ed è importante consultare un professionista sanitario prima di iniziare qualsiasi nuova terapia.

Gestione Della Dipendenza Nella Vita Quotidiana

Strategie Di Coping per Le Voglie E I Trigger

I desideri e i trigger sono comuni sfide per le persone in fase di recupero dalla dipendenza. Le strategie di coping possono aiutare le persone a gestire i desideri e i trigger, e prevenire le ricadute. Alcune strategie includono:

Identificare i trigger: Una delle strategie di coping più efficaci è identificare i trigger che portano alle voglie. I trigger possono essere esterni, come persone, luoghi o cose, o interni, come emozioni o pensieri. Una volta identificati i trigger, gli individui possono sviluppare un piano per evitarli o gestirli.

Distrazione: Partecipare a attività che distraggono l'attenzione dalle voglie può essere utile. Esempi includono l'esercizio fisico, la lettura, l'ascolto di musica o il fare un puzzle.

Mindfulness: Le pratiche di mindfulness come la meditazione o lo yoga possono aiutare gli individui a concentrarsi sul momento presente e ad essere consapevoli delle voglie e dei trigger senza agire su di essi.

Tecniche di rilassamento: Le tecniche di rilassamento come la respirazione profonda, il rilassamento muscolare progressivo o la visualizzazione possono aiutare gli individui a ridurre lo stress e la tensione e a gestire le voglie e i trigger.

Supporto: Avere un sistema di supporto può essere vantaggioso nella gestione delle voglie e dei trigger. Il supporto può provenire da amici, familiari o gruppi di supporto come Alcolisti Anonimi o Narcotici Anonimi.

Autocura: Attività di cura di sé come mangiare bene, dormire abbastanza e fare esercizio fisico regolarmente possono aiutare a migliorare il benessere generale e a ridurre le voglie e i trigger.

Aiuto professionale: La consulenza o la terapia possono essere utili per esplorare le questioni sottostanti che potrebbero contribuire alle voglie e ai trigger e aiutare a sviluppare strategie di coping.

È importante notare che le strategie per gestire i desideri e le situazioni scatenanti varieranno da persona a persona e ciò che funziona per una persona potrebbe non funzionare per un'altra. È importante che le persone in recupero sperimentino diverse strategie e scoprano quella che funziona meglio per loro. Inoltre, è anche importante ricordare che i desideri e le situazioni scatenanti possono essere una parte normale del processo di recupero e non scoraggiarsi se si verificano.

Prevenzione Delle Ricadute

La prevenzione delle ricadute è un aspetto importante del trattamento per la dipendenza, poiché le ricadute sono un evento comune nel processo di recupero. La prevenzione delle ricadute prevede l'identificazione e la gestione dei fattori di rischio che possono portare alla ricaduta e lo sviluppo di un piano per prevenirla. Alcune strategie per la prevenzione delle ricadute includono:

Identificare le situazioni ad alto rischio: Identificare le situazioni che possono portare ad una ricaduta, come stare con persone che usano droghe o alcol, può aiutare gli individui a sviluppare un piano per evitarle o gestirle.

Sviluppo di strategie di coping: Sviluppare strategie di coping per gestire le voglie e i trigger, come quelli menzionati in precedenza, può aiutare gli individui a prevenire le ricadute.

Continuare il trattamento: Continuare con il trattamento, come la terapia o la medicina, e partecipare a gruppi di supporto può aiutare a prevenire le ricadute.

Costruire una rete di supporto: Costruire una rete di supporto di amici, familiari e operatori sanitari può fornire una rete di sicurezza e aiutare a prevenire le ricadute.

Rimane attivi: Rimanere attivi in attività che promuovono il benessere, come l'esercizio fisico, gli hobby o il volontariato, può aiutare a prevenire le ricadute.

Rimane consapevoli: Rimanere consapevoli dei segnali di avvertimento della ricaduta, come i cambiamenti di umore o comportamento, e essere consapevoli dei propri pensieri e sentimenti può aiutare a prevenire le ricadute.

Revisione della ricaduta: Se si verifica una ricaduta, è importante esaminare le ragioni e i trigger che l'hanno causata e sviluppare un piano per prevenirla dal ripetersi.

È importante notare che la prevenzione delle ricadute è un processo continuo e dovrebbe essere considerata come parte di un recupero a lungo termine. È inoltre importante ricordare che la ricaduta è una parte normale del processo di recupero e non scoraggiarsi se si verifica. Con il giusto supporto e le giuste strategie, le persone possono prevenire le ricadute e mantenere un recupero a lungo termine.

Costruire Un Sistema Di Supporto

Costruire un sistema di supporto è un aspetto importante della guarigione dalla dipendenza, poiché può fornire supporto emotivo, pratico e sociale. I sistemi di supporto possono aiutare le persone a far fronte alle sfide della guarigione, prevenire le ricadute e promuovere il benessere. Alcune strategie per costruire un sistema di supporto includono:

Identificare persone di supporto: Identificare persone che sono di supporto, comprensive e non giudicanti, come amici, familiari o gruppi di supporto, può aiutare a costruire un sistema di supporto.

Unirsi a gruppi di supporto: Unirsi a gruppi di supporto, come i programmi in

12 fasi, può fornire un senso di comunità, un luogo per condividere esperienze e ricevere supporto emotivo e pratico.

Instaurare una relazione con uno psicologo o uno psicoterapeuta: Instaurare una relazione con uno psicologo o uno psicoterapeuta può fornire supporto emotivo e aiutare ad affrontare problemi sottostanti che possono contribuire alla dipendenza.

Instaurare una relazione con un medico o altro professionista sanitario: Instaurare una relazione con un medico o altro professionista sanitario può fornire supporto medico e pratico e aiutare a gestire i sintomi di astinenza e gli effetti collaterali dei farmaci.

Creare un piano di emergenza: Creare un piano di emergenza può aiutare a prepararsi per situazioni ad alto rischio e fornire un senso di sicurezza e controllo.

Auto-aiuto: Risorse di auto-aiuto come libri, siti web e applicazioni possono fornire ulteriore supporto ed educazione.

Creare una routine giornaliera: Creare una routine giornaliera può fornire struttura e aiutare a promuovere il benessere.

È importante notare che costruire un sistema di supporto richiede tempo e sforzo, ed è importante essere pazienti e perseveranti. Inoltre, è importante ricordare che i sistemi di supporto possono cambiare ed evolversi nel tempo, ed è importante essere aperti a nuove opportunità di supporto. Inoltre, è importante che le persone in fase di recupero coinvolgano il proprio sistema di supporto nel processo di recupero e comunicare le proprie esigenze e aspettative.

Conclusioni Principali

Mantenere Abitudini Salutari E Prendersi Cura Di Sé

Mantenere abitudini sane e prendersi cura di sé è un aspetto importante della guarigione dalla dipendenza, poiché può contribuire a promuovere il benessere, prevenire le ricadute e supportare la guarigione a lungo termine. Alcune strategie per mantenere abitudini sane e prendersi cura di sé includono:

Seguire una dieta sana: seguire una dieta sana può aiutare a migliorare il benessere generale, ridurre le voglie e le situazioni a rischio, e promuovere un peso sano.

Dormire abbastanza: dormire abbastanza può aiutare a ridurre lo stress, migliorare l'umore e promuovere il benessere generale.

Fare regolarmente esercizio fisico: fare regolarmente esercizio fisico può aiutare a ridurre lo stress, migliorare l'umore e promuovere il benessere generale.

Gestire lo stress: gestire lo stress attraverso tecniche come la meditazione, lo yoga o la respirazione profonda può aiutare a ridurre le voglie e le situazioni a rischio, e promuovere il benessere generale.

Praticare la mindfulness: praticare la mindfulness può aiutare a ridurre lo stress, migliorare l'umore e promuovere il benessere generale.

Creare una routine quotidiana: creare una routine quotidiana può fornire struttura e aiutare a promuovere il benessere.

Chiedere aiuto quando necessario: chiedere aiuto professionale quando necessario, come la consulenza o la terapia, può aiutare ad affrontare i problemi sottostanti che possono contribuire alla dipendenza e promuovere il benessere generale.

Evitare situazioni a rischio: evitare situazioni a rischio, come stare in compagnia di persone che usano droghe o alcol, può aiutare a prevenire le ricadute e promuovere il benessere generale.

È importante notare che mantenere abitudini sane e prendersi cura di sé richiede tempo e impegno, ed è importante essere pazienti e perseveranti. Inoltre, è importante ricordare che ciò che funziona per una persona potrebbe non funzionare per un'altra, ed è importante sperimentare diverse strategie e trovare ciò che funziona meglio per l'individuo. Inoltre, è importante per le persone in recupero coinvolgere il proprio sistema di supporto nel processo di recupero e comunicare le proprie esigenze e aspettative.

Importanza Della Ricerca Di Aiuto Professionale

Cercare aiuto professionale è un aspetto importante del recupero dalla dipendenza, poiché può fornire un trattamento e un supporto specializzato. L'aiuto professionale può includere una varietà di professionisti del settore sanitario, come:

Specialisti dell'addiction: i quali sono professionisti del settore sanitario specializzati nel trattamento dell'addiction. Possono fornire una valutazione, una diagnosi, la pianificazione del trattamento, nonché la gestione dei farmaci, la terapia e il supporto psicologico.

Psicologi e Psichiatri: questi professionisti del settore sanitario sono formati per fornire terapia e consulenza per l'addiction. Possono aiutare le persone a gestire i problemi emotivi e di salute mentale sottostanti che potrebbero contribuire all'addiction.

Medici: i medici possono fornire valutazioni mediche, gestione dei sintomi di astinenza e degli effetti collaterali dei farmaci, e monitorare la salute generale.

Assistenti sociali: gli assistenti sociali possono fornire supporto e risorse per le persone e le famiglie colpite dall'addiction. Possono aiutare con questioni come l'alloggio, l'occupazione e la cura dei bambini.

Gruppi di supporto: gruppi di supporto come i programmi in 12 fasi e i gruppi di auto-aiuto possono fornire un senso di comunità e un luogo dove condividere esperienze e ricevere supporto emotivo e pratico.

Cercare aiuto professionale può offrire una serie di vantaggi come:

Diagnosi accurata e pianificazione del trattamento: l'aiuto professionale può fornire una diagnosi accurata e una pianificazione del trattamento che è adatta alle esigenze specifiche dell'individuo.

Gestione della medicazione: i professionisti possono fornire una gestione della medicazione per aiutare con i sintomi di astinenza e ridurre il rischio di ricaduta.

Terapia e consulenza: la terapia e la consulenza professionale possono aiutare le persone ad affrontare i problemi emotivi e di salute mentale sottostanti che possono contribuire all'insorgenza della dipendenza e sviluppare strategie di coping per le voglie e i fattori di trigger.

Supporto e risorse: l'aiuto professionale può fornire supporto e risorse per le persone e le famiglie colpite dalla dipendenza.

Monitoraggio della salute generale: i professionisti possono monitorare la salute generale, inclusi eventuali effetti collaterali fisici e psicologici della dipendenza.

È importante notare che cercare aiuto professionale è una decisione personale ed è importante trovare un professionista sanitario con cui l'individuo si sente a proprio agio. Inoltre, è importante ricordare che la guarigione è un processo continuo e che l'aiuto professionale dovrebbe essere cercato secondo necessità durante il percorso di recupero.

La Stigmatizzazione Intorno All'Addizione

La dipendenza è spesso stigmatizzata nella società, il che può rendere difficile per le persone con dipendenza chiedere aiuto e riprendersi. La stigmatizzazione si riferisce ad atteggiamenti, credenze e comportamenti negativi rivolti alle persone con dipendenza e alle loro famiglie. Alcune delle modalità con cui la dipendenza viene stigmatizzata includono:

Stereotipi negativi: L'addizione è spesso associata a stereotipi negativi come pigrizia, debolezza e mancanza di moralità. Questi stereotipi possono portare a discriminazione e pregiudizio nei confronti degli individui con dipendenza.

Mancanza di comprensione: L'addizione è spesso fraintesa e vista come una scelta piuttosto che come una malattia cronica. Questa mancanza di comprensione può portare a colpevolizzazione e vergogna per gli individui con dipendenza e le loro famiglie.

Limitato accesso al trattamento: La stigmatizzazione può rendere difficile per gli individui con dipendenza accedere a trattamenti adeguati e servizi di supporto. Questo può essere dovuto a una mancanza di finanziamenti o risorse, così come a discriminazione e pregiudizio da parte dei professionisti sanitari.

Isolamento sociale: La stigmatizzazione può portare all'isolamento sociale per gli individui con dipendenza, poiché potrebbero essere evitati dalla famiglia e dagli amici e potrebbero sentirsi in imbarazzo nel cercare aiuto.

Limitata rappresentazione nei media: L'addizione è spesso rappresentata in una luce negativa nei media e può rafforzare gli stereotipi e la mancanza di comprensione.

Ricerca e finanziamenti limitati: La stigmatizzazione può portare a una ricerca e a finanziamenti limitati per il trattamento della dipendenza e i servizi di supporto, rendendo difficile per gli individui con dipendenza accedere alle cure appropriate.

L'impatto della stigma sugli individui con dipendenza può essere significativo e può portare a una diminuzione dell'autostima, della propria autostima e ad un aumento della vergogna, della colpa e della disperazione. Ciò può anche portare a una riluttanza a cercare aiuto, il che può prolungare la dipendenza e rendere più difficile il recupero. È importante che la società diventi più informata ed educata sulla dipendenza, in modo che gli stereotipi negativi e le idee sbagliate siano ridotti e sostituiti con una comprensione più accurata ed empatica.

Speranza per la Guarigione

La ripresa dall'addizione può essere un percorso impegnativo e difficile, ma è anche un percorso pieno di speranza e di potenziale per una vita soddisfacente in sobrietà. È importante ricordare che l'addizione è una malattia cronica e che la ripresa è un processo continuo che richiede impegno e dedizione.

Uno dei punti più importanti da ricordare è che la ripresa è possibile. Molti individui hanno superato con successo l'addizione e hanno continuato a condurre una vita significativa e soddisfacente in sobrietà. Esistono molte opzioni di trattamento disponibili, come la medicazione, le terapie comportamentali, i gruppi di supporto e i gruppi di auto-aiuto, così come le terapie complementari e alternative che possono essere personalizzate alle esigenze specifiche dell'individuo.

È inoltre importante costruire un forte sistema di supporto, che può includere amici, familiari, professionisti sanitari e gruppi di supporto. Un forte sistema di supporto può fornire supporto emotivo, pratico e sociale e può aiutare gli individui a far fronte alle sfide della ripresa e prevenire la ricaduta.

La cura di sé e il mantenimento di abitudini sane sono anche aspetti importanti della ripresa. Mangiare una dieta sana, dormire a sufficienza, fare regolare esercizio fisico, gestire lo stress, praticare la consapevolezza e creare una routine quotidiana possono aiutare a migliorare il benessere generale, ridurre i desideri e le situazioni di rischio e prevenire la ricaduta.

È importante ricordare che la ripresa non è un percorso lineare e che gli ostacoli sono una parte normale del processo di ripresa. È importante non scoraggiarsi e continuare a lavorare verso la ripresa. Chiedere aiuto professionale quando necessario e riesaminare le ragioni e le situazioni di rischio che hanno portato agli ostacoli, creando un piano per prevenirli in futuro.

Risorse per Ulteriori Informazioni E Supporto

Ci sono molte risorse disponibili per ulteriori informazioni e supporto per coloro che soffrono di dipendenza. Alcune di queste risorse includono:

Dipartimento Politiche Antidroga: The Department for Anti-Drug Policies in Italy provides information and resources for drug addiction treatment and prevention. Their website is available in Italian and provides information on where to find help, as well as legal and policy information related to addiction (https://www.politicheantidroga.gov.it/it/).

Servizio Sanitario Nazionale (SSN): The Italian National Health Service provides healthcare services to citizens and residents of Italy. Within the SSN, there are specialized addiction treatment centers called SERT (Servizi per le Tossicodipendenze), which provide medical and psychological support for people with addiction.

Alcolisti Anonimi Italia: Alcoholics Anonymous in Italy provides support groups for people with alcohol addiction. Their website provides information on how to find a local meeting, as well as online resources and support (https://www.alcolistianonimiitalia.it/).

Narcotici Anonimi Italia: Narcotics Anonymous in Italy provides support groups for people with drug addiction. Their website provides information on how to find a local meeting, as well as online resources and support (https://na-italia.org/).

Federazione Italiana Comunità Terapeutiche (FICT): The Italian Federation of Therapeutic Communities provides information on specialized residential treatment programs for people with addiction (https://www.fict.it/).

Telefono Verde Droghe: This national helpline provides information and support related to addiction and substance abuse (https://www.iss.it/).

Telefono Azzurro: This helpline provides support and resources for children and young people affected by addiction in their family or social circle. The helpline can be reached at 19696 and is available 24/7.

È importante notare che è importante trovare una risorsa con cui l'individuo si senta a proprio agio e che fornisca il tipo di supporto giusto di cui l'individuo ha bisogno. È inoltre importante tenere presente che diverse risorse possono funzionare meglio per individui diversi, quindi è importante esplorare diverse opzioni e trovare ciò che funziona meglio.

Informazioni Sull'Autore

Antonio è un padre di due figli che ama molto. Lavora nel campo dell'istruzione da quasi venticinque anni, principalmente con studenti di età compresa tra i 5 e i 21 anni. Crede che l'istruzione di base sull'addiction sia la chiave per alleviare gran parte della sofferenza causata dalla malattia. Il semplice fatto di sapere cosa fare o a chi rivolgersi per chiedere aiuto, potrebbe fare tutta la differenza per coloro che soffrono. La sua speranza è che un giorno, ogni ospedale e scuola distribuirà questa guida ad ogni paziente o studente, solo per avere le nozioni di base per comprendere la malattia e porre fine allo stigma intorno all'addiction. L'educazione è veramente lo strumento più potente che abbiamo per trasformare il futuro.

Disconoscimento Legale

I manuali tradotti prodotti utilizzando il software open AI sono forniti solo a scopo informativo. L'autore di questi manuali non fornisce alcuna rappresentazione o garanzia di alcun tipo, espressa o implicita, riguardo all'accuratezza, affidabilità, completezza o idoneità delle traduzioni generate dal software open AI.

L'autore non assume alcuna responsabilità per eventuali errori o omissioni nei manuali tradotti o per qualsiasi interpretazione errata del testo tradotto. L'uso dei manuali tradotti e la dipendenza dal loro contenuto è esclusivamente a rischio dell'utente.

In nessun caso l'autore sarà responsabile per eventuali danni, compresi, a titolo esemplificativo e non esaustivo, danni diretti o indiretti, speciali, incidentali, o conseguenti, perdite o spese derivanti dall'uso dei manuali tradotti o dall'impossibilità di usarli o per eventuali errori o omissioni nel loro contenuto.

Questo manuale è stato una collaborazione tra l'autore e una piattaforma open AI, con lo scopo unico di cercare di salvare più vite, educando tutti coloro che prendono in mano questo manuale sulla comprensione e la gestione dell'addizione.

Prima Edizione: 2023
ISBN: 9798378458301

Commenti Sul Contenuto: Inviare tutti i commenti a **www.handbooksforhumanity.com**

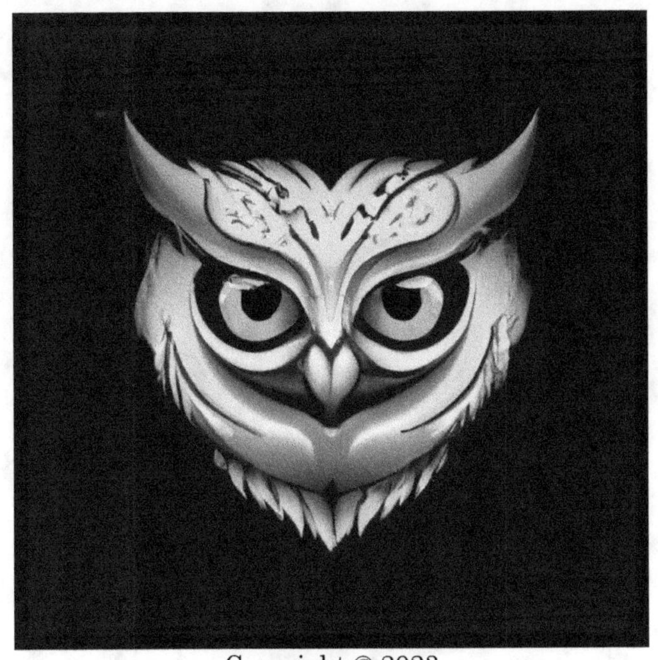

Copyright © 2023
Gufo Publishing